Régime Cétogène
pour débutants

Tout savoir sur le Régime Cétogène (Keto Diet)

Définition, Menu,9 Recettes Et 4 Dangers

FELICE ROUSSEL

À propos de l'auteur

FELICE ROUSSEL est coach minceur, nutritionniste, psychologue (spécialiste des régimes), auteure et conseillère en nutrition et en compléments orthomoléculaires.

Mon objectif est d'informer et d'inciter à faire les meilleurs choix en termes de santé à travers des conseils fondés scientifiquement.

Dédicace

À TOUTES LES FEMMES COURAGEUSES QUI RENDENT LE TRAVAIL QUE JE FAIS D'AUTANT PLUS DOUX :

Merci de vous montrer, d'être courageuses, d'aimer votre corps et de soutenir une activité saine.

Je suis si fière de vous pour vous être découverte, et je suis honorée que nous puissions faire cela ensemble. Nous ne nous rencontrerons peut-être jamais dans la vraie vie, mais sachez que je pense à vous tous les jours.

Clause de non-responsabilité

Les informations contenues dans cet ouvrage sont distribuées « telles quelles », sans garantie. Bien que toutes les précautions aient été prises lors de la préparation du livre, ni l'auteur ni l'éditeur ne sauraient être tenus pour responsables envers toute personne ou entité des dommages causés ou supposés être causés directement ou indirectement par les instructions contenues dans ce livre ou par les produits qui y sont décrits.

Marques de commerce

De nombreuses désignations utilisées par les fabricants et les vendeurs pour distinguer leurs produits sont revendiquées en tant que marques de commerce. Lorsque ces désignations apparaissent dans ce livre et que l'éditeur était au courant d'une revendication de marque, les désignations apparaissent à la demande du propriétaire de la marque. Tous les autres noms de produits et services identifiés dans ce livre sont utilisés uniquement à des fins éditoriales et au profit de ces sociétés, sans intention de contrefaire la marque. Aucune utilisation de ce type, ou l'utilisation d'un nom commercial, n'est destinée à véhiculer une approbation ou une autre affiliation avec ce livre.

Table des matières

Introduction

Le régime cétogène ou keto préconise une alimentation riche en lipides pour stimuler la combustion des graisses. Il permet de réduire considérablement l'apport en glucides et de remplacer ceux-ci par de grandes quantités de lipides.

L'état de cétose offre beaucoup d'avantages en termes de perte de poids. Cependant, le régime cétogène est également sujet à controverse et est à distinguer d'un **régime pauvre en glucides**.

Vous découvrirez dans ce manuel :

- Ce qui rend le régime cétogène unique
- Les meilleures recettes du régime Keto (cétogène) notamment pour le petit-déjeuner
- Si le régime Keto est dangereux pour la santé
- Les avis positifs et négatifs sur le régime Keto
- Les aliments autorisés et les aliments interdits du régime Keto
- Et bien plus encore…

Le régime cétogène (ou régime keto): Quésako?

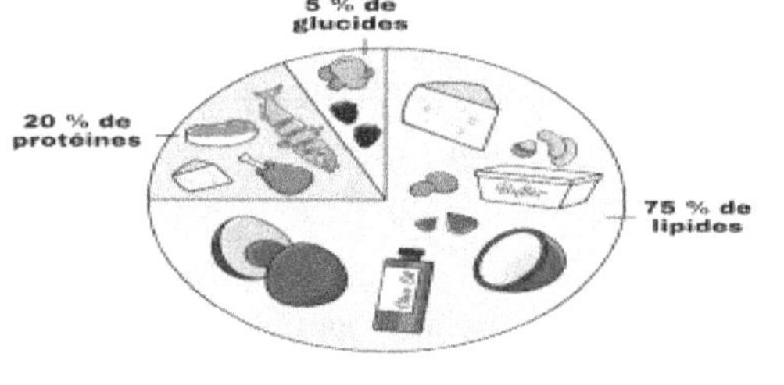

Le régime cétogène ou keto est un régime assez strict visant à consommer très peu de denrées alimentaires glucidiques (comme les fruits frais crus, les féculents type pomme de terre, patate douce, pâte, riz, pain, les légumineuses (pois cassés, haricots blancs, flageolets…) et bien sûr tous les produits sucrés) et, à contrario, à ingérer beaucoup d'aliments riches en lipides (beurre, huiles végétales, fruits protéoléagineux, fromage, crème, poissons gras, oeufs, charcuteries etc…).

Dans le sport, le régime cétogène est de plus en plus couramment rencontré. Phénomène de mode ou pas le régime cétogène.

Le régime keto est un mode d'alimentation calorique au regard des besoins de l'organisme mais en qualité très riche en lipides (soit 80% de l'apport en énergie quotidien) et très pauvre en glucides (soit 50g maximum environ par jour). Cet état a pour conséquence de moduler le métabolisme tout en prévenant les sensations de faim. Le régime Keto est un régime satiétogène, donc différent sur ce point au regard d'autres régimes d'évictions plus ou moins hypocaloriques.

Comment fonctionne le régime cétogène ?

Comme son nom l'indique, le régime cétogène fait référence à la production en grande quantité plus que la normale de corps cétoniques par le foie au sein de l'organisme. C'est cette particularité qui fait la base de son mode d'alimentation cellulaire en énergie. On peut retrouver donc ces corps cétoniques en quantité très notable au niveau des terrains sanguins et urinaires.

> C'est à partir du le foie que l'organisme secrète des corps cétoniques comme l'acétone à partir des lipides lors d'un régime cétogène, processus que l'on retrouve aussi en période de jeûne prolongé supérieur à 24 heures. Cette molécule volatile donne aux pratiquants de ce régime une haleine fétide caractéristique.

Ce mode d'alimentation possède des vertus médicinales reconnues concernant des pathologies comme le diabète, l'épilepsie mais aussi Parkinson, Alzheimer et certains cancers. Sur ce dernier point, en résumé, le fait d'apporter beaucoup de lipides et peu de glucides permet d'éviter la prolifération du cancer en affamant les cellules cancéreuses de sucres (celles-ci sont très demandeuses de ce substrat pour leur développement. A contrario des lipides et des corps cétoniques qui ont un effet inhibant sur ce processus d'accroissement, de multiplication cellulaire de ces dernières qui n'ont pas le potentiel enzymatique optimal pour les utiliser correctement).

L'avantage du régime cétogène, en parallèle, est la limitation de la perte de masse active particulièrement musculaire, car l'organisme se nourrit toujours correctement en énergie quantitativement mais différemment en qualité, ce qui est aussi une des grandes dissemblances par rapport aux régimes à visée perte de poids à tendance hypocalorique ++.

Ce qu'il faut savoir sur du régime cétogène

En quoi consiste le régime cétogène ?

Il s'agit d'un régime visant à consommer peu de glucides (50g max par jour) et beaucoup d'aliments riches en lipides (80 % de l'apport énergétique quotidien).

En quoi le régime cétogène est-il différent des autres régimes ?

Il module le métabolisme tout en prévenant les sensations de faim. C'est donc un régime satiétogène et non un régime d'éviction.

Le régime keto est-il adapté aux personnes sportives ?

Réalisé de manière régulière, ce régime est intéressant particulièrement sur la régulation du poids. Cependant ,attention à ne pas le faire sur une saison complète.

Qu'est-ce que la cétose ?

La cétose est l'état dans lequel le corps se met à utiliser les graisses comme principale source d'énergie. Le corps devient alors très efficace pour brûler les graisses afin d'y puiser son énergie. Ce processus permet de réduire votre taux d'insuline et de stimuler la combustion des graisses.

Le cerveau privilégie le glucose comme source d'énergie. Mais les réserves de glucose étant insuffisantes, le corps est obligé de chercher une autre source d'énergie.

La dégradation des acides gras entraine la production de **cétones** dans le foie. Les cétones fournissent de l'énergie au cerveau, de sorte qu'il puisse continuer à fonctionner.

Pourquoi suivre un régime cétogène ?

Les régimes pauvres en glucides et riches en lipides ont depuis longtemps fait l'objet de controverses. On pensait que ce genre de régime augmentait le cholestérol et le risque de maladies cardiovasculaires en raison de l'apport considérable en lipides.
Mais favorablement, les temps changent, et aujourd'hui, les régimes riches en lipides (sains) ne sont plus forcément mal vus. Le régime cétogène peut favoriser à perdre beaucoup plus de poids qu'un régime sans lipides.

Les avantages du régime cétogène sont également moins évidents. L'élimination des glucides simples de votre alimentation favorise la réduction des pics de glycémie. Votre alimentation étant composée particulièrement de lipides, elle procure aussi une grande satiété.
Les composantes principales de notre alimentation sont les trois macronutriments.

Le nombre de calories par gramme diffère d'un nutriment à l'autre :

- Protéines : ±4 kcal pour 1 g
- Glucides : ±4 kcal pour 1 g
- Lipides : ±9 kcal pour 1 g

Un simple calcul pourrait conduire à penser qu'il faut manger le moins de lipides possible pour maigrir. Après tout, ils sont plus caloriques, n'est-ce pas ? C'est là que situe l'erreur ! Il faut également se pencher sur l'effet de chaque type de calorie. Les effets principaux des différentes calories sur le corps en termes de perte de poids sont les suivants :

- **Insuline :** hormone qui, produite en excès, entraine le stockage des graisses
- **Satiété :** le corps humain active les hormones de la satiéte et/ou inhibe les hormones de la faim

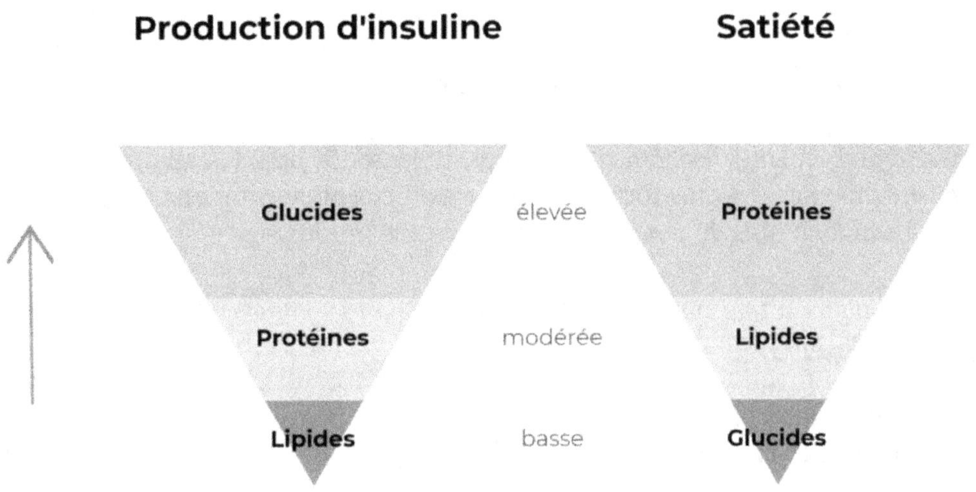

Production d'insuline
Satiété
Glucides
élevée
Protéines
Protéines
modérée
Lipides
Lipides
basse
Glucides

Voici ce qu'illustre le schéma ci-dessus :

- Protéines :
    - Production d'insuline modérée
    - Satiété **maximale**
- Lipides :
    - Production d'insuline **minimale**
    - Satiété modérée
- Glucides : (important !)
    - Production d'insuline **maximale**
    - Satiété **minimale**

Vous comprenez sans aucun doute qu'ingérer trop de calories sous forme de glucides n'est pas judicieux. Cela favorise la production de grandes quantités d'insuline (hormone de stockage des graisses) sans pour autant être rassasié.

En revanche, les lipides et les protéines procurent une satiété bien plus importante, de sorte qu'un régime keto est plus facile à suivre sur la durée.

Régime cétogène et traitement de l'épilepsie

Les avantages de la diète cétogène ne se limitent pas seulement à la perte de poids.

La diète cétogène est également extrêmement efficace pour aider les enfants épileptiques à contrôler leurs crises d'épilepsie.

Environ un enfant épileptique sur trois réagit mal aux médicaments antiépileptiques actuellement disponibles. Cependant, plus de 70 % de ces enfants réagissent bien au régime cétogène.

Pour ce groupe d'adolescents, quelques semaines de diète cétogène suffisent pour constater des résultats. Les crises d'épilepsie se font plus rares, voire disparaissent complètement.

Pourquoi suivre le régime cétogène ?

L'équilibre entre les macronutriments (protéines, lipides et glucides) a complètement disparu de notre alimentation. Le problème, c'est que **notre consommation de glucides a littéralement explosé.**

Une enquête de 2000 suggère que les glucides constituent environ 55 % de l'apport énergétiques des Occidentaux.

Si l'on se tourne vers les chasseurs-cueilleurs de la préhistoire, on constate que les glucides n'ont **jamais dépassé 40 %** de leur apport énergétique.
Jetez un coup d'œil aux graphiques ci-dessous pour comparer les proportions de macronutriments des chasseurs-cueilleurs et des sociétés occidentales :

Chasseur-cueilleur

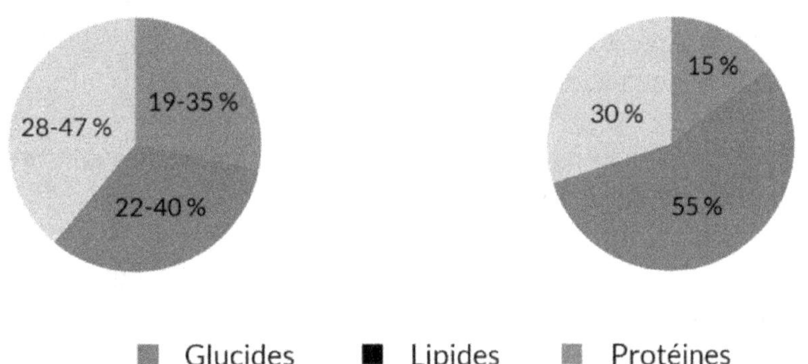

Les pouvoirs publics et l'industrie alimentaire ont mis notre alimentation sens dessus dessous. Résultat : l'obésité et le diabète de type 2 font des ravages. Voici une représentation graphique de ce chamboulement :

À l'origine, notre régime alimentaire n'incluait (presque) pas de glucides transformés. Ceux-ci ne sont donc pas représentés dans le graphique.

Pourquoi un régime cétogène fait-il maigrir ?

La consommation quotidienne de sucres simples en grande quantité entraine une baisse de la sensibilité à l'insuline.

L'insuline joue un rôle prépondérant dans le stockage des graisses. Un surplus entraîne l'augmentation de la masse grasse vu que le corps ne peut stocker qu'une quantité limitée de glucose.

Exclure les glucides de votre alimentation journalière au profit des aliments riches en lipides entraine une baisse de votre taux d'insuline et améliore votre sensibilité à l'insuline. Le corps passe ainsi en cétose et brûle les graisses plus efficacement.

Voici les 3 raisons principales pour lesquelles le régime cétogène entraine la perte de poids :

1. Le régime cétogène réduit la production d'insuline et permet de contrôler la glycémie

2. Manger plus de protéines et de lipides entraine une satiété plus rapide et plus durable

3. La satiété occasionnée par une alimentation riche en protéines et en lipides permet de réduire l'apport calorique journalier, ce qui, à terme, conduit à perdre du poids

4. Le corps se met à puiser son énergie principalement dans les graisses, ce qui conduit à brûler plus de graisse corporelle.

Aussi, un autre avantage du régime cétogène est que la cétose inhibe la sécrétion de **ghréline**.

La ghréline est communément appelée « hormone de la faim » vu qu'elle stimule l'appétit.
Le taux de ghréline augmente dès que l'on perd du poids, le corps humain étant biologiquement programmé pour survivre.

Le régime cétogène est-il dangereux ?

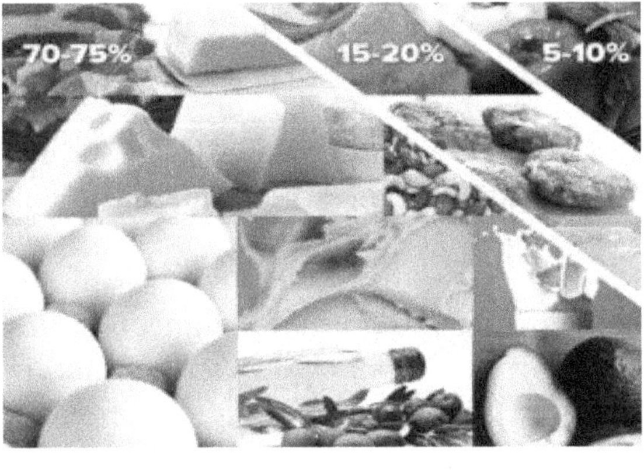

Beaucoup de personnes paniquent quand ils apprennent que le régime cétogène est constitué principalement de lipides.

Manger tant de gras, n'est-ce pas terriblement mauvais pour la santé ?

Après tout, on est ce que l'on mange, non ?

La réalité est un peu plus nuancée.

Il est très important de consommer de bonnes graisses quand on suit un régime cétogène, étant donné que les lipides ne constituent pas moins de 70 % de l'apport calorique journalier.

Les acides gras oméga-3 sont les meilleures graisses qui soient pour la santé humaine, et je vous recommande de leur faire la part belle. Une manière de consommer ces bons gras est de manger beaucoup de poissons gras. Par exemple, du thon, du saumon, du hareng, etc.

Le rapport idéal entre les acides gras oméga-3 et les acides gras oméga-6 est de 1:1.

Nous consommons déjà suffisamment d'oméga-6, présents notamment dans la viande. Cela n'est en revanche pas le cas des oméga-3. C'est pourquoi il est conseillé de consommer des aliments gras riches en oméga-3.

Il vaut mieux éviter les graisses saturées autant que possible. Elles se trouvent principalement dans les produits d'origine animale comme les produits laitiers entiers et la viande grasse.

Les graisses saturées ne sont toutefois pas aussi mauvaises pour la santé humaine qu'on l'a longtemps pensé. Le fait est simplement qu'ils se trouvent souvent dans les produits transformés. Des études récentes (à partir de 2010), ont révélé qu'il n'y a pas de lien entre les graisses saturées comme celles du beurre et le risque de maladies cardiovasculaires ou de décès prématuré.

⚠ En revanche, Il faut éviter les acides gras trans, d'origine industrielle et d'une grande nocivité pour la santé humaine. Les acides gras trans augmentent le risque de résistance à l'insuline (diabète de type 2) et de maladies cardiovasculaires.

Le régime cétogène a-t-il des effets secondaires ?

Bien que le régime cétogène est sans danger pour les personnes en bonne santé, il peut entrainer quelques effets secondaires indésirables lors de la période d'adaptation au régime.

On appelle cette période la grippe cétogène. Celle-ci s'étend sur quelques jours. Voici les effets secondaires possibles :

- Manque d'énergie
- Augmentation de l'appétit
- Troubles du sommeil
- Nausées
- Troubles digestifs
- Baisse des performances sportives

Pour minimiser les effets secondaires des premiers temps du régime, il est conseillé de commencer par un régime pauvre en glucides. Le corps humain pourra ainsi apprendre à brûler plus de graisse jusqu'à ce que votre apport glucidique atteigne 20 à 40 g par jour.
Une diète cétogène peut aussi perturber l'équilibre hydrique et la quantité de minéraux dans l'organisme.

Essayez d'ingérer les quantités suivantes de minéraux tous les jours afin de minimiser les effets secondaires.

- 3000-4000 mg de sodium
- 1000 mg de potassium
- 300 mg de magnésium

Surtout pendant les premiers jours du régime cétogène, il est important de manger jusqu'à satiété.

Ne prêtez pas trop attention aux calories. À terme, la cétose vous fera perdre du poids sans que vous n'ayez à vous préoccuper d'observer une quelconque restriction calorique.

Les avantages du keto diet

- 👍 Stabilise le taux de sucre sanguin
- 👍 Augmente la sensibilité à l'insuline
- 👍 Inhibe l'appétit
- 👍 Entraine une diminution des taux de triglycérides
- 👍 Diminue le stockage des graisses et stimule leur combustion
- 👍 Améliore les fonctions cognitives
- 👍 Réduit les crises chez les enfants épileptiques
- 👍 Diminue le risque de cancer
- 👍 Ralentit le processus de démence (maladie d'Alzheimer)
- 👍 Réduit l'inflammation chronique

Le régime cétogène est un régime très efficace pour perdre du poids et booster la combustion des graisses.

4 dangers du régime cétogène

Le régime keto, comme tout autre régime minceur, présente certains inconvénients que vous devez connaître avant de commencer.

Danger n°1 : Fatigue

Il est possible que vous manquiez d'énergie durant les premiers jours du régime cétogène. Vous pourriez vous sentir fatigué et apathique (ce que l'on appelle **la grippe cétogène**).

Cela n'est pas surprenant puisque le corps humain doit s'adapter à ce régime composé quasi-exclusivement de lipides et de protéines. Le corps peut mettre jusqu'à deux semaines avant de pouvoir puiser pleinement son énergie des graisses.

Ce régime extrêmement pauvre en glucide ne convient pas aux sportifs. Les personnes qui pratiquent des sports explosifs comme les haltérophiles déclarent notamment souffrir d'une mauvaise récupération musculaire lorsqu'elles consomment peu de glucides. Certaines personnes déclarent vivre parfaitement avec très peu de glucose, mais ce sont surtout les personnes au mode de vie sédentaire.

Le cerveau a toujours besoin d'un minimum de glucose pour fonctionner correctement. Certes, le corps est capable de fabriquer du glucose à partir des lipides et des protéines grâce à la néoglucogenèse, mais il s'agit d'un processus lourd et gourmand en énergie.

Les Inuits (Esquimaux du Groenland) le font très bien, mais eux n'ont pas accès aux fruits et légumes à cause du temps glacial.

Danger n°2 : Constipation

Le régime keto peut entrainer une constipation. Tout le monde n'en souffre pas, mais le risque existe bien. Heureusement, cela est souvent temporaire et vous pouvez y remédier à l'aide d'une bonne hydratation, d'un apport accru en sel (de 1 à 3 g par jour) et de suppléments de magnésium.

Danger n°3 : Perte hydrique

Le régime keto (cétogène) fait perdre beaucoup de poids parce que le corps humain est obligé de brûler les graisses pour produire de l'énergie.

Mais outre la perte de graisse, la perte hydrique joue aussi un rôle important. Les glucides retiennent de l'eau dans l'organisme. L'élimination des glucides de votre alimentation se traduira donc par une perte hydrique. Cela signifie également que dès que vous consommerez à nouveau des repas riches en glucides, la rétention d'eau reprendra.

Danger nº4 : Carence en minéraux et en vitamines

Quand vous suivez un régime cétogène ou keto, vous êtes cantonné à une alimentation très faible en glucides. là où ça fait mal souvent, c'est l'élimination des fruits, qui constituent l'une des meilleures sources de glucides.

⚠ Une banane moyenne fournit 33 g de glucides. Suffisant pour dépasser rapidement les 50 g de glucides par jour.

Éviter les légumes et les fruits peut conduire à un manque de nutriments essentiels dont vous avez besoin pour rester en bonne santé.

Avis sur le régime cétogène

Les avis sur le régime cétogène sont très mitigés. Beaucoup de personnes reconnaissent avoir perdu du poids rapidement. Cependant, il est difficile d'observer le régime cétogène de manière prolongée.

Les **avis positifs** concernent souvent l'absence de faim. En principe, vous pouvez manger les aliments que vous voulez, tant qu'ils sont riches en lipides et pauvres en glucides.

Pas besoin de compter vos calories journalières quand vous suivez un régime cétogène. Il s'agit d'un régime minceur tout à fait unique.

De plus, on perd beaucoup d'eau lors des premières semaines (à cause de l'abstinence de glucides), ce qui permet de paraître plus mince rapidement.

Le **avis négatifs** sur le régime cétogène sont pour la plupart liés au changement radical des habitudes alimentaires.

Les personnes qui se mettent à la diète cétogène éprouvent souvent des envies de fibres et de sucres et des symptômes de sevrage. Heureusement, ces effets secondaires disparaissent sur le long terme.

On note également qu'il s'agit d'un régime particulièrement difficile à maintenir pour les athlètes. Il entraine de la fatigue et une perte de force musculaire.

Il ne s'agit pas du régime idéal si vous menez une vie active. Il peut être très difficile de le combiner avec une pratique sportive intensive, comme la musculation, le fitness ou l'entrainement fractionné. S'entrainer sans glucides rend les séances beaucoup plus éprouvantes.

Régime cétogène : quels sont les aliments autorisés du régime keto ?

Suivre un régime est beaucoup plus facile quand on sait ce qu'il faut manger.

L'avantage du régime cétogène est que vous n'avez pas à vous cantonner à des repas tristes. Si vous aimez la viande et le poisson, ce régime est pour vous !

Voici les aliments autorisés du régime cétogène :

- Viande rouge (bœuf, cheval, hamburgers, bacon, saucisses)
- Volaille (poulet, dinde, canard)
- Poissons et fruits de mer (hareng, maquereau, saumon, moules, crevettes, thon, truite, anchois)
- Produits laitiers (tous les types de fromage ,beurre, crème fraîche (non-sucrée)
- Graisses (huile de poisson, huile de lin, huile de noix de coco)
- Fruits à coque (noix de cajou, amandes, noisettes)
- Légumes (asperges, avocat, brocoli, chou-fleur, olives)

9 délicieuses recettes de régime cétogène

Pour vous aider à bien débuter votre régime cétogène, je vous ai préparé 3 recettes de petit-déjeuner, 3 recettes de déjeuner et 3 recettes de diner keto.

De quoi vous donner une idée de ce à quoi ressemble une journée de repas keto. Régalez-vous !

3 recettes de régime cétogène pour le petit-déjeuner

Petit-déjeuner nº1 : Omelette avocat et poivron

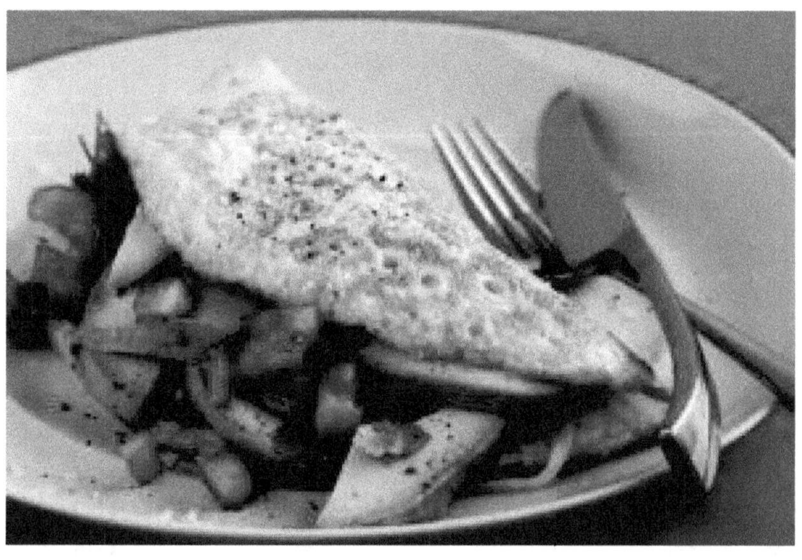

Ingrédients :

- 2 œufs bio
- 1 avocat
- ½ oignon émincé
- 1 poivron émincé
- Sel et poivre
- 2 cuillères à café d'huile de noix de coco

Préparation :

- ☞ Faites chauffer 2 cuillères à café d'huile de noix de coco et ajoutez les œufs.
- ☞ Ajouter les oignons et les poivrons émincés.
- ☞ Garnissez votre omelette avec l'avocat.

Petit-déjeuner nº2 : Yaourt au beurre de cacahuètes et cacao en poudre

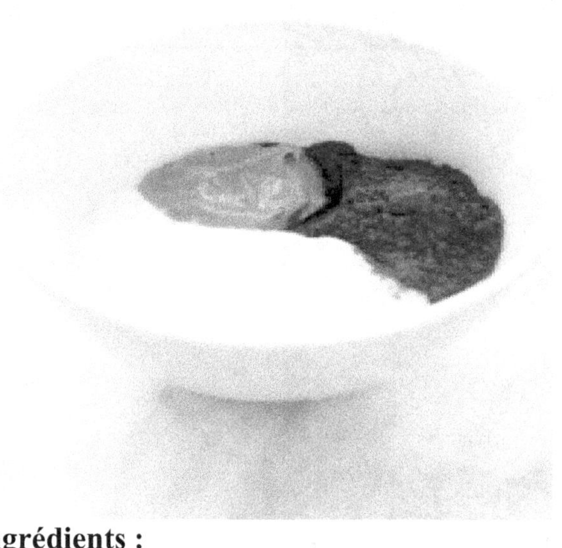

Ingrédients :

- 250 g de yaourt sans sucre
- ½ cuillère à soupe de beurre de cacahuètes
- 1 cuillère à café rase de cacao en poudre
- ½ cuillère à café de stevia

Préparation :

☞ Mélangez le yaourt avec le beurre de cacahuètes, le cacao en poudre et la stevia.

Petit-déjeuner n⁰3 : Œufs au fromage, salami et épinards frais

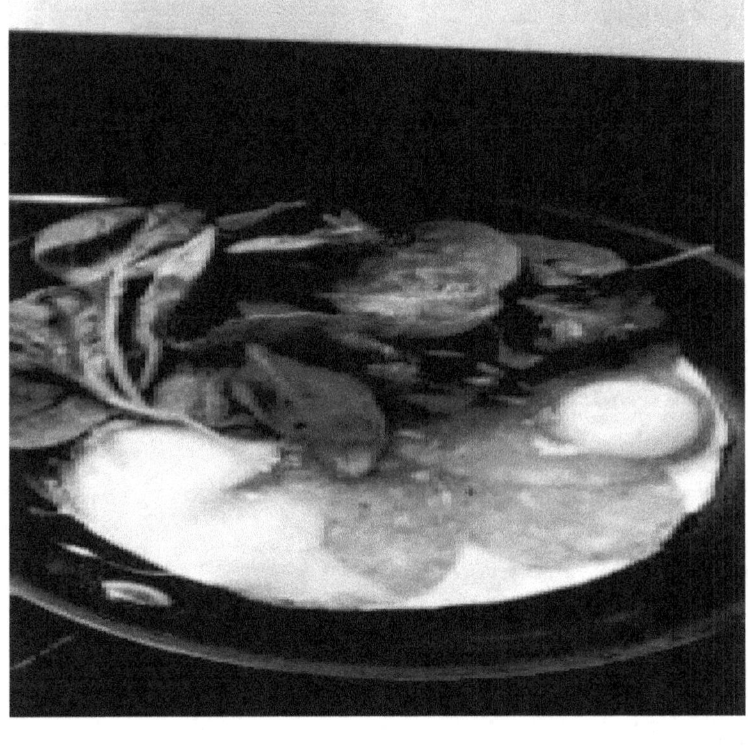

Ingrédients :

- 2 œufs
- Sel et poivre
- Fromage râpé
- 3 tranches de salami
- Épinards frais

Préparation :

- Faites chauffer 2 cuillères à café d'huile de noix de coco et ajoutez les œufs.
- Poivrez et salez à votre goût.
- Ajoutez les tranches de salami et de fromage râpé dans la poêle.
- Garnissez avec 150 g d'épinards frais.

3 recettes de régime cétogène pour le déjeuner

Déjeuner nº1 : Noisettes, bâtons de céleri et fromage frais

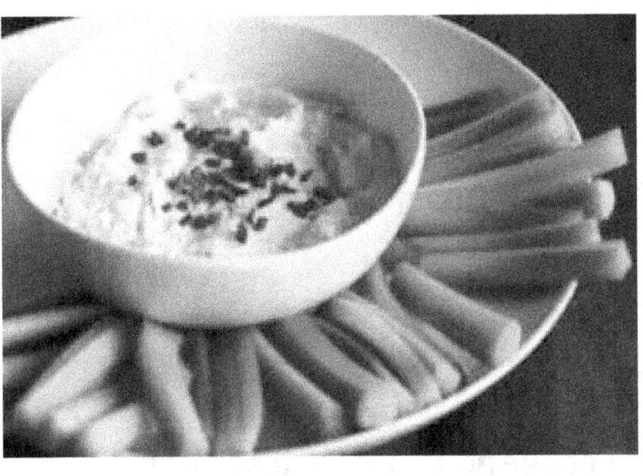

Ingrédients :

- Une poignée de noisettes
- 6 bâtons de céleri
- 3 cuillères à soupe de fromage frais

Préparation :

☞ Trempez les bâtons de céleri dans le fromage frais et les noisettes et régalez-vous !

Déjeuner nº2 : Bœuf aux légumes

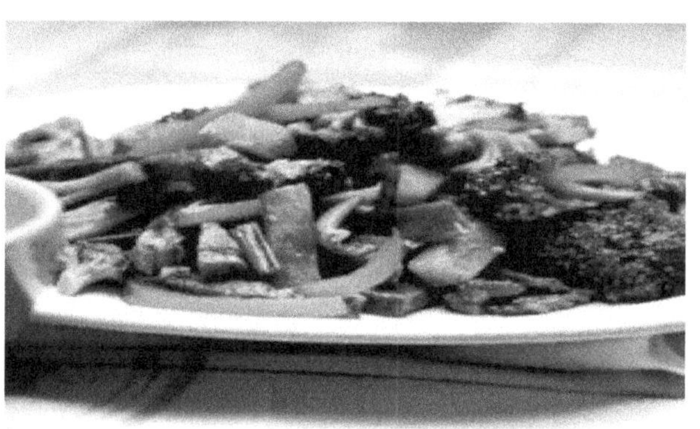

Ingrédients :

- 200 g d'escalope de bœuf
- 250 g de légumes surgelés
- 2 cuillères à café d'huile de noix de coco

Préparation :

- ☞ Faites décongeler les légumes.
- ☞ Dans une poêle, faites chauffer 2 cuillères à café d'huile de noix de coco et faites-y revenir l'escalope de bœuf.
- ☞ Faites cuire les légumes selon votre goût.

Déjeuner nº3 : Thon aux légumes

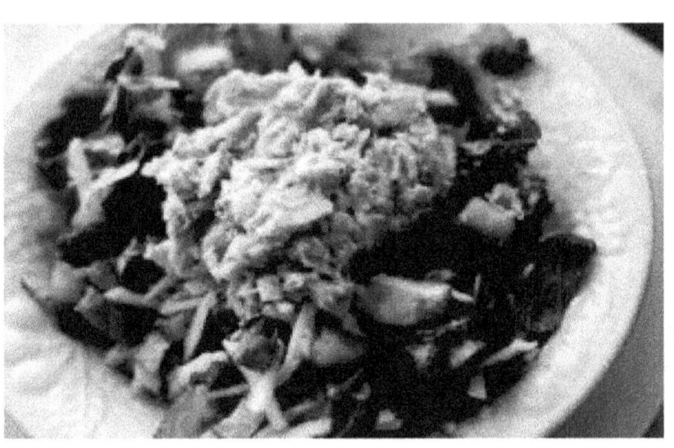

Ingrédients :

- 125 g de thon à l'huile en boîte
- 200 g de légumes surgelés
- 2 cuillères à soupe de mayonnaise

Préparation :

- Faites décongeler les légumes.
- Faites cuire les légumes selon votre goût.
- Retirez le thon de la boîte et disposez-le sur une assiette.
- Ajoutez 2 cuillères à soupe de mayonnaise au thon.
- Ajoutez les légumes et mélangez bien.

3 recettes de régime cétogène pour le diner

Dîner nº1 : Poulet au pesto, légumes et fromage frais

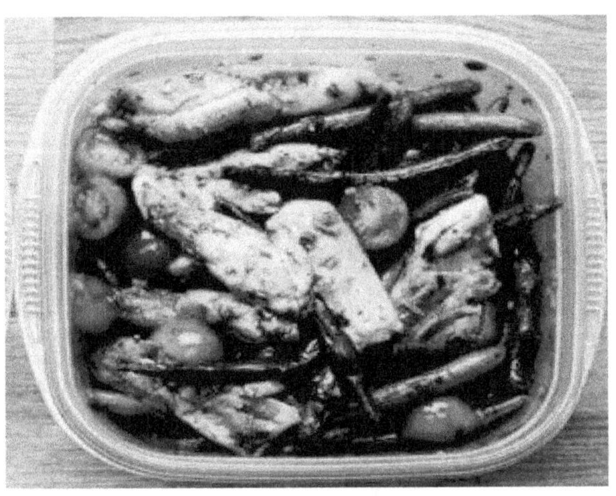

Ingrédients :

- 300 g de poulet
- 1 cuillère à soupe de pesto
- 1 tomate
- Un sachet de légume sautés
- Un bol de fromage frais

Préparation :

- Faites cuire le poulet et recouvrez-le de pesto des deux côtés.
- Faites cuire les légumes.
- Coupez le poulet en morceaux, ajoutez les légumes et les tomates et mélangez.
- Ajoutez du fromage frais à votre goût.

Dîner nº2 : Steaks hachés mayonnaise

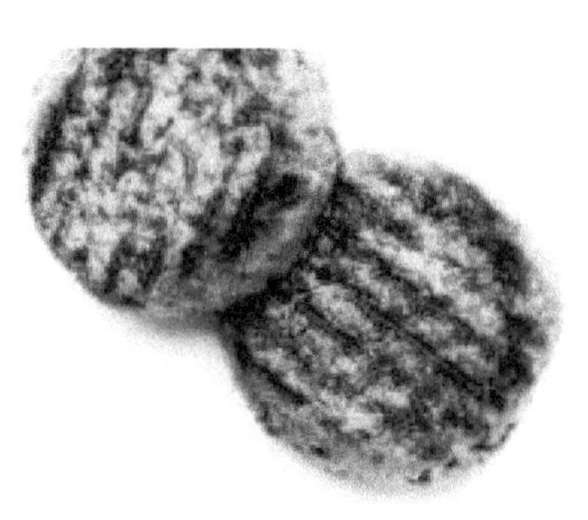

Ingrédients :

- 2 steak hachés de bœuf
- 40 ml de mayonnaise
- 1 cuillère à soupe d'huile d'olive

Préparation :

- ☞ Faites chauffer 1 cuillère à soupe d'huile d'olive et faites-y cuire les steaks hachés.
- ☞ Accompagnez de mayonnaise.

Dîner nº3 : Œufs au saumon et aux épinards

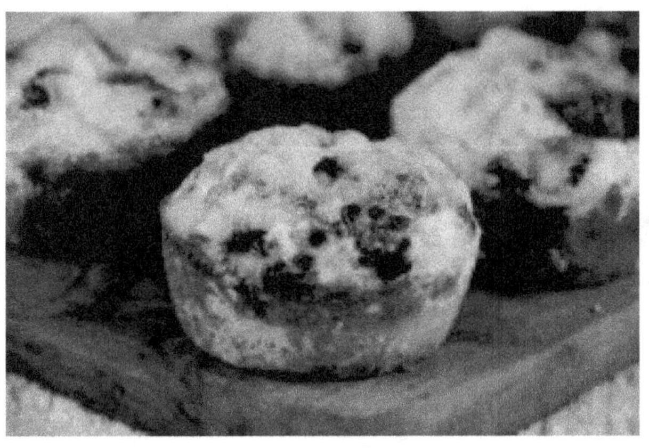

Ingrédients :

- 450 g de poireaux surgelés à la crème
- 400 g de saumon rose
- 4 œufs
- 1 cuillère à café d'herbes de votre choix
- ½ poivron rouge

Préparation :

- Préchauffez le four à 175 degrés.
- Mélangez tous les ingrédients.
- Versez dans des moules à muffins, presque jusqu'au bord.
- Enfournez pendant environ 15 minutes.

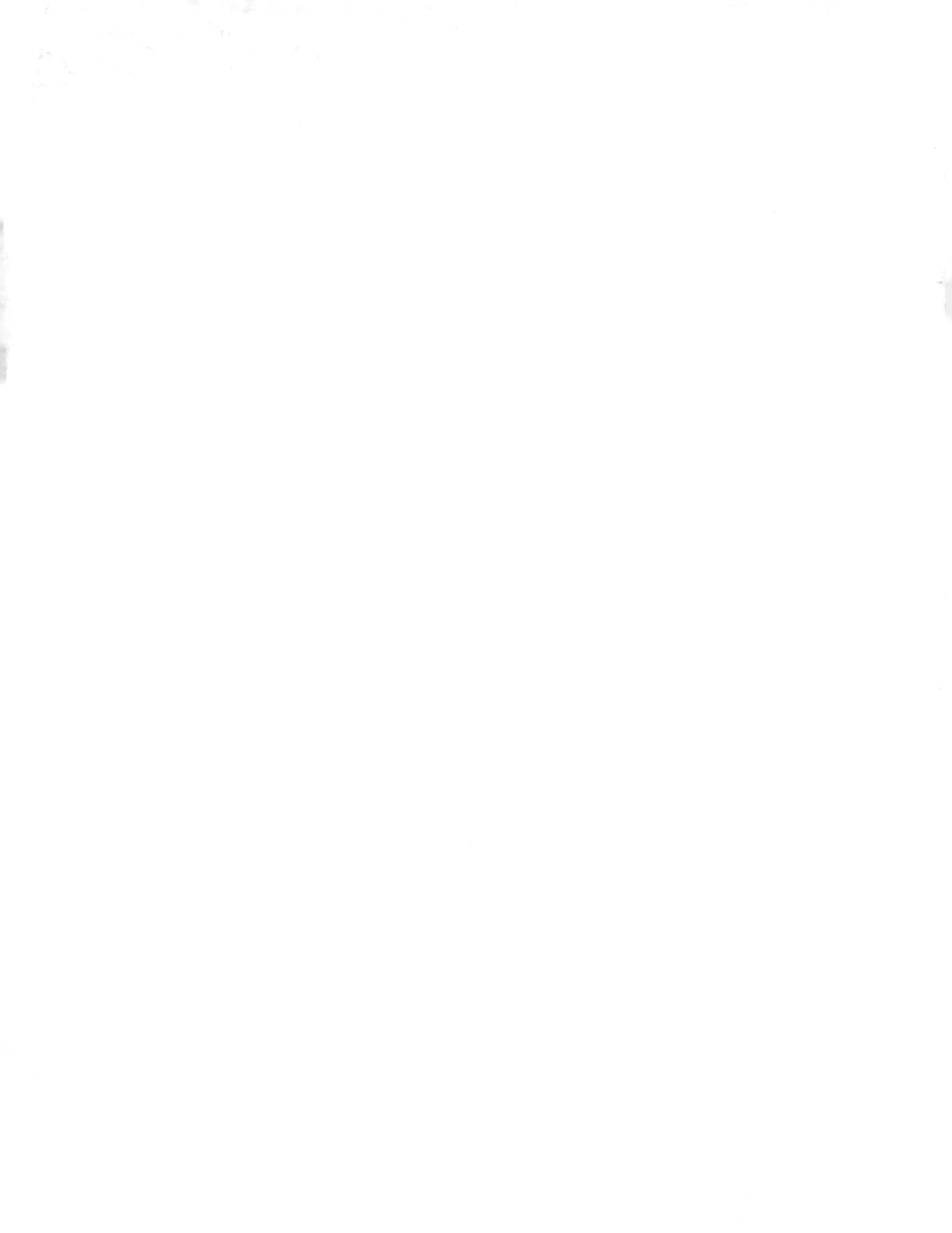